U0273160

《难经》
大字诵读版

战国·秦越人 著

钟国新 整理

周 蓉 主播

全国百佳图书出版单位
中国中医药出版社
·北 京·

图书在版编目（CIP）数据

难经：大字诵读版 /（战国）秦越人著；钟国新
整理；周蓉主播 .—北京：中国中医药出版社，2022.9
ISBN 978-7-5132-7717-4

Ⅰ.①难… Ⅱ.①秦… ②钟… ③周… Ⅲ.①《难经》—
注释 Ⅳ.① R221.9

中国版本图书馆 CIP 数据核字（2022）第 135201 号

中国中医药出版社出版

北京经济技术开发区科创十三街 31 号院二区 8 号楼
邮政编码　100176
传真　010-64405721
廊坊市祥丰印刷有限公司印刷
各地新华书店经销

开本 787×1092　1/16　印张 8　字数 81 千字
2022 年 9 月第 1 版　2022 年 9 月第 1 次印刷
书号　ISBN 978-7-5132-7717-4

定价　35.00 元
网址　www.cptcm.com

服 务 热 线　010-64405510
购 书 热 线　010-89535836
维 权 打 假　010-64405753

微信服务号　**zgzyycbs**
微商城网址　**https://kdt.im/LIdUGr**
官 方 微 博　**http://e.weibo.com/cptcm**
天猫旗舰店网址　**https://zgzyycbs.tmall.com**

如有印装质量问题请与本社出版部联系（010-64405510）

编写说明

"中医四大经典"在学术界有多种说法，其中较为传统的说法是《黄帝内经》（分为《素问》和《灵枢》)、《难经》、《神农本草经》和《伤寒杂病论》。

若从阴阳五行学说的角度而言，《难经》《素问》偏重五行学说；《神农本草经》《灵枢》《伤寒杂病论》偏重阴阳学说。

《难经》又称为《黄帝八十一难经》或《八十一难》，多认为是战国名医扁鹊，即秦越人所著，是比较纯正的五行学说之代表作。

本书邀请广州中医药大学经典临床专家钟国新博士以现存最早的《难经》注本《难经集注》（明代王九思等辑，1652年刻本）为蓝本，参校多种版本进行整理。并邀请甘肃省朗诵协会会员、甘肃省广播电影电视总台新闻综合广播原资深主持人周蓉进行诵读示范（为方便读者诵读，我们特将容易读错、不易辨认的字词进行拼音标注）。

本书整理过程中，繁体字一律改为规范简化字；明显错字、误字、异体字，常见者，径改为通行规范字；通假字则在文中予以标注。全书以简体、大字、横排、分段（提问部分以楷体显示）的表现形式，将这一经典著作更加层次分明、条分缕析地呈献给读者。以期读者在心无旁骛、反复诵读之中，能够开悟古贤先圣的"字外之义"。

策划编辑　刘观涛

2022 年 5 月

目　录

论经络（二十三～二十九难）

论脏腑（三十～四十七难）

论病（四十八～六十一难）

论腧穴（六十二～六十八难）

论针法（六十九～八十一难）

论 脉

（一～二十二难）

《难经·一难》

曰：十二经皆有动脉，独取寸口，以决五脏六腑死生吉凶之法，何谓也？

然：寸口者，脉之大要会，手太阴之脉动也。

人一呼脉行三寸；一吸脉行三寸；呼吸定息，脉行六寸。

人一日一夜，凡一万三千五百息，脉行五十度，周于身。

漏水下百刻，荣（通"营"）卫行阳二十五度，行阴亦二十五度，为一周也，故五十度复会于手太阴。

寸口者，五脏六腑之所终始，故法取于寸口也。

《难经·二难》

曰：脉有尺寸，何谓也？

然：尺寸者，脉之大要会也。

从关至尺是尺内，阴之所治也。

从关至鱼际是寸内，阳之所治也。

故分寸为尺，分尺为寸。

故阴得尺内一寸，阳得寸内九分，尺寸终始一寸九分，故曰尺寸也。

《难经·三难》

曰：脉有太过，有不及，有阴阳相乘，有覆有溢，有关有格，何谓也？

然：关之前者，阳之动也，脉当见（xiàn，通"现"，下同）九分而浮。

过者，法曰太过。减者，法曰不及。

遂上鱼为溢，为外关内格，此阴乘之脉也。

关之后者，阴之动也，脉当见一寸而沉。

过者，法曰太过。减者，法曰不及。

遂入尺为覆，为内关外格，此阳乘之脉也。

故曰覆溢，是其真脏之脉，人不病而死也。

《难经·四难》

曰：脉有阴阳之法，何谓也？

然：呼出心与肺，吸入肾与肝；

呼吸之间，脾受谷气也，其脉在中。

浮者阳也，沉者阴也，故曰阴阳也。

心肺俱浮，何以别之？

然：浮而大散者，心也；浮而短涩者，肺也。

肾肝俱沉，何以别之？

然：牢而长者，肝也；按之濡，举指来实者，肾也。

脾者中州，故其脉在中，是阴阳之法也。

脉有一阴一阳，一阴二阳，一阴三阳；有一阳一阴，一阳二阴，一阳三阴。

如此之言，寸口有六脉俱动邪（yé，通"耶"）？

然：此言者，非有六脉俱动也，谓浮、沉、长、短、滑、涩也。

浮者阳也，滑者阳也，长者阳也；

沉者阴也，短者阴也，涩者阴也。

所谓一阴一阳者，谓脉来沉而滑也；

一阴二阳者，谓脉来沉滑而长也；

一阴三阳者，谓脉来浮滑而长，时一沉也。

所言一阳一阴者，谓脉来浮而涩也；

一阳二阴者，谓脉来长而沉涩也；

一阳三阴者，谓脉来沉涩而短，时一浮也。

各以其经所在，名病逆顺也。

《难经·五难》

曰：脉有轻重，何谓也？

然：初持脉，如三菽之重，与皮毛相得者，肺部也。

如六菽之重，与血脉相得者，心部也。

如九菽之重，与肌肉相得者，脾部也。

如十二菽之重，与筋平者，肝部也。

按之至骨，举指来疾者，肾部也。故曰轻重也。

《难经·六难》

曰：脉有阴盛阳虚，阳盛阴虚，何谓也？

然：浮之损小，沉之实大，故曰阴盛阳虚。

沉之损小，浮之实大，故曰阳盛阴虚。

是阴阳虚实之意也。

《难经·七难》

曰：经言少阳之至，乍大乍小，乍短乍长；

阳明之至，浮大而短；

太阳之至，洪大而长；

太阴之至，紧大而长；

少阴之至，紧细而微；

厥阴之至，沉短而敦。

此六者，是平脉邪？将病脉耶？

然：皆王（wàng，通"旺"，下同）脉也。

其气以何月，各王几日？

然：冬至之后，得甲子少阳王；

复得甲子阳明王；

复得甲子太阳王；

复得甲子太阴王；

复得甲子少阴王；

复得甲子厥阴王。

王各六十日，六六三百六十日，以成一岁。

此三阳三阴之王时日大要也。

《难经·八难》

曰：寸口脉平而死者，何谓也？

然：诸十二经脉者，皆系（xì）于生气之原。

所谓生气之原者，谓十二经之根本也，谓肾间动气也。

此五脏六腑之本，十二经脉之根，呼吸之门，三焦之原，一名"守邪之神"。

故气者，人之根本也，根绝则茎叶枯矣。

寸口脉平而死者，生气独绝于内也。

《难经·九难》

曰：何以别知脏腑之病耶？

然：数（shuò）者，腑也；迟者，脏也。

数则为热，迟则为寒。

诸阳为热，诸阴为寒。

故以别知脏腑之病也。

《难经·十难》

曰：一脉为十变者，何谓也？

然：五邪刚柔相逢之意也。

假令心脉急甚者，肝邪干心也；

心脉微急者，胆邪干小肠也；

心脉大甚者，心邪自干心也；

心脉微大者，小肠邪自干小肠也；

心脉缓甚者，脾邪干心也；

心脉微缓者，胃邪干小肠也；

心脉涩甚者，肺邪干心也；

心脉微涩者，大肠邪干小肠也；

心脉沉甚者，肾邪干心也；

心脉微沉者，膀胱邪干小肠也。

五脏各有刚柔邪，故令一脉辄（zhé）变为十也。

《难经·十一难》

曰：经言脉不满五十动而一止，一脏无气者，何脏也？

然：人吸者随阴入，呼者因阳出。

今吸不能至肾，至肝而还（huán），故知一脏无气者，肾气先尽也。

《难经·十二难》

曰：经言五脏脉已绝于内，用针者反实其外；五脏脉已绝于外，用针者反实其内。

内外之绝，何以别之？

然：五脏脉已绝于内者，肾肝气已绝于内也，而医反补其心肺。

五脏脉已绝于外者，心肺脉绝于外也，而医反补其肾肝。

阳绝补阴，阴绝补阳，是谓实实虚虚，损不足而益有余。

如此死者，医杀之耳。

《难经·十三难》

曰：经言见（jiàn）其色而不得其脉，反得相胜之脉者，即死；得相生之脉者，病即自已。

色之与脉，当参相应，为之奈何？

然：五脏有五色，皆见（xiàn，通"现"）于面，亦当与寸口、尺内相应。

假令色青，其脉当弦而急；

色赤，其脉浮大而散；

色黄，其脉中缓而大；

色白，其脉浮涩而短；

色黑，其脉沉濡而滑。

此所谓五色之与脉，当参相应也。

脉数，尺之皮肤亦数；

脉急，尺之皮肤亦急；

脉缓，尺之皮肤亦缓；

脉涩，尺之皮肤亦涩；

脉滑，尺之皮肤亦滑。

五脏各有声、色、臭（xiù，通"嗅"）、味，当与寸口、尺内相应，其不应者，病也。

假令色青，其脉浮涩而短，若大而缓为相胜；

浮大而散，若小而滑为相生也。

经言知一为下工，知二为中工，知三为上工。上工者十全九，中工者十全七，下工者十全六，此之谓也。

《难经·十四难》

曰：脉有损至，何谓也？

然：至之脉，一呼再至曰平，三至曰离经，四至曰夺精，五至曰死，六至曰命绝，此至之脉也。

何谓损？

一呼一至曰离经，再呼一至曰夺精，三呼一至曰死，四呼一至曰命绝，此损之脉也。

至脉从下上，损脉从上下也。

损脉之为病，奈何？

然：一损损于皮毛，皮聚而毛落；

二损损于血脉，血脉虚少，不能荣于五脏六腑；

三损损于肌肉，肌肉消瘦，饮食不能为肌肤；

四损损于筋，筋缓不能自收持；

五损损于骨，骨痿不能起于床。

反此者，至脉之病也。

从上下者，骨痿不能起于床者死。

从下上者，皮聚而毛落者死。

治损之法奈何？

然：损其肺者，益其气；

损其心者，调其荣卫；

损其脾者，调其饮食，适其寒温；

损其肝者，缓其中；

损其肾者，益其精。

此治损之法也。

脉有一呼再至，一吸再至；

有一呼三至，一吸三至；

有一呼四至，一吸四至；

有一呼五至，一吸五至；

有一呼六至，一吸六至；

有一呼一至，一吸一至；

有再呼一至，再吸一至；

有呼吸再至。

脉来如此，何以别知其病也？

然：脉来一呼再至，一吸再至，不大不小曰平。

一呼三至，一吸三至，为适得病，前大后小，即头痛、目眩；前小后大，即胸满、短气。

一呼四至，一吸四至，病欲甚，脉洪大者，苦烦满（mèn，通"闷"）；沉细者，腹中痛；滑者，伤热；涩者，中（zhòng）雾露。

一呼五至，一吸五至，其人当困，沉细夜加，浮大昼加；不大不小，虽困可治；其有大小者，为难治。

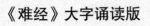

一呼六至，一吸六至，为死脉也，沉细夜死，浮大昼死。

一呼一至，一吸一至，名曰损，人虽能行，犹当著（zhuó，通"着"）床，所以然者，血气皆不足故也。

再呼一至，再吸一至，呼吸再至，名曰无魂。无魂者，当死也，人虽能行，名曰行尸。

上部有脉，下部无脉，其人当吐，不吐者死。

上部无脉，下部有脉，虽困无能为害也。

所以然者，人之有尺，譬如树之有根，枝叶虽枯槁，根本将自生。

脉有根本，人有元气，故知不死。

《难经·十五难》

曰：经言春脉弦，夏脉钩，秋脉毛，冬脉石，是王脉耶？将病脉也？

然：弦、钩、毛、石者，四时之脉也。

春脉弦者，肝，东方木也，万物始生，未有枝叶，故其脉之来，濡弱而长，故曰弦。

夏脉钩者，心，南方火也，万物之所茂，垂枝布叶，皆下曲如钩，故其脉之来，来疾去迟，故曰钩。

秋脉毛者，肺，西方金也，万物之所终，草木华（huā，通"花"）叶，皆秋而落，其枝独在，若毫毛也，故其脉之来，轻虚以浮，故曰毛。

冬脉石者，肾，北方水也，万物之所藏也，盛冬之时，水凝如石，故其脉之来，沉濡而滑，故曰石。

此四时之脉也。

如有变，奈何？

然：春脉弦，反者为病。

何谓反？

然：其气来实强，是谓太过，病在外；

气来虚微，是谓不及，病在内。

脉来厌厌聂聂，如循榆叶，曰平；

益实而滑，如循长竿，曰病；

急而劲益强，如新张弓弦，曰死。

春脉微弦曰平；

弦多胃气少曰病；

但弦无胃气曰死。

春以胃气为本。

夏脉钩，反者为病。

何谓反？

然：其气来实强，是谓太过，病在外；

气来虚微，是谓不及，病在内。

其脉来累累如环，如循琅玕（láng gān），曰平；

来而益数，如鸡举足者，曰病；

前曲后居，如操带钩，曰死。

夏脉微钩曰平；

钩多胃气少曰病；

但钩无胃气曰死。

夏以胃气为本。

秋脉毛，反者为病。

何谓反？

然：其气来实强，是谓太过，病在外；

气来虚微，是谓不及，病在内。

其脉来蔼蔼如车盖，按之益大，曰平；

不上不下，如循鸡羽，曰病；

按之萧索，如风吹毛，曰死。

秋脉微毛曰平；

毛多胃气少曰病；

但毛无胃气曰死。

秋以胃气为本。

冬脉石，反者为病。

何谓反？

然：其气来实强，是谓太过，病在外；

气来虚微，是谓不及，病在内。

脉来上大下兑（ruì，同"锐"），濡滑如雀之喙（huì），曰平；

啄啄连属（zhǔ），其中微曲，曰病；

来如解索，去如弹石，曰死。

冬脉微石曰平；

石多胃气少曰病；

但石无胃气曰死。

冬以胃气为本。

胃者，水谷之海，主禀（bǐng）。

四时皆以胃气为本，是谓四时之变病，死生之要会也。

脾者，中州也，其平和不可得见（jiàn），衰乃见（xiàn，通"现"）耳。

来如雀之啄，如水之下漏，是脾之衰见也。

《难经·十六难》

曰：脉有三部九候，有阴阳，有轻重，有六十首，一脉变为四时。

离圣久远，各自是其法，何以别之？

然：是其病，有内外证。

其病为之奈何？

然：假令得肝脉，其外证：善洁，面青，善怒。

其内证：脐左有动气，按之牢若痛。

其病：四肢满，闭癃（lóng），溲（sōu）便难，转筋。

有是者肝也，无是者非也。

假令得心脉，其外证：面赤，口干，喜笑。

其内证：脐上有动气，按之牢若痛。

其病：烦心，心痛，掌中热而哕（yuě，通"哕"）。

有是者心也，无是者非也。

假令得脾脉，其外证：面黄，善噫（yì），善思，善味。

其内证：当脐有动气，按之牢若痛。

其病：腹胀满，食不消，体重节痛，怠堕嗜卧，四肢不收。

有是者脾也，无是者非也。

假令得肺脉，其外证：面白，善嚏，悲愁不乐，欲哭。

其内证：脐右有动气，按之牢若痛。

其病：喘咳，洒淅（xiǎn xī）寒热。

有是者肺也，无是者非也。

假令得肾脉，其外证：面黑，喜恐，欠。

其内证：脐下有动气，按之牢若痛。

其病：逆气，少腹急痛，泄如下重，足胫寒而逆。

有是者肾也，无是者非也。

《难经·十七难》

曰：经言病或有死，或有不治自愈，或连年月不已，其死生存亡，可切脉而知之耶？

然：可尽知也。

诊病若闭目不欲见人者，脉当得肝脉强急而长，而反得肺脉浮短而涩者，死也。

病若开目而渴，心下牢者，脉当得紧实而数，反得沉涩而微者，死也。

病若吐血，复衄衄（qiú nǜ）血者，脉当沉细，而反浮大而牢者，死也。

病若谵言妄语，身当有热，脉当洪大，而反手足厥逆，脉沉细而微者，死也。

病若大腹而泄者，脉当微细而涩；反紧大而滑者，死也。

《难经·十八难》

曰：脉有三部，部有四经，手有太阴、阳明，足有太阳、少阴，为上下部，何谓也？

然：手太阴、阳明，金也；足少阴、太阳，水也。金生水，水流下行而不能上，故在下部也。

足厥阴、少阳，木也，生手太阳、少阴火，火炎上行而不能下，故为上部。

手心主少阳火，生足太阴、阳明土，土主中宫，故在中部也。

此皆五行子母更（gēng）相生养者也。

脉有三部九候，各何主之？

然：三部者，寸、关、尺也；

九候者，浮、中、沉也。

上部法天，主胸以上至头之有疾也；

中部法人，主膈以下至脐之有疾也；

下部法地，主脐以下至足之有疾也。

审而刺之者也。

人病有沉滞久积聚，可切（qiè）脉而知之耶？

然：诊在右胁有积气，得肺脉结，脉结甚则积甚，结微则气微。

　　诊不得肺脉，而右胁有积气者，何也？

　　然：肺脉虽不见（xiàn，通"现"），右手脉当沉伏。

　　其外痼疾同法耶？将异也？

　　然：结者，脉来去时一止，无常数，名曰结也。

　　伏者，脉行筋下也；

　　浮者，脉在肉上行也。

　　左右表里，法皆如此。

　　假令脉结伏者，内无积聚；

　　脉浮结者，外无痼疾。

　　有积聚，脉不结伏；有痼疾，脉不浮结；

　　为脉不应病，病不应脉，是为死病也。

《难经·十九难》

曰：经言脉有逆顺，男女有恒而反者，何谓也？

然：男子生于寅（yín），寅为木，阳也；

女子生于申，申为金，阴也。

故男脉在关上，女脉在关下。

是以男子尺脉恒弱，女子尺脉恒盛，是其常也。

反者，男得女脉，女得男脉也。

其为病何如？

然：男得女脉为不足，病在内。

左得之，病在左；右得之，病在右，随脉言之也。

女得男脉为太过，病在四肢。

左得之，病在左；右得之，病在右，随脉言之。

此之谓也。

《难经·二十难》

曰：经言脉有伏匿，伏匿于何脏而言伏匿耶？

然：谓阴阳更（gēng）相乘，更相伏也。

脉居阴部，而反阳脉见（xiàn，通"现"）者，为阳乘阴也。虽阳脉时沉涩而短，此谓阳中伏阴也。

脉居阳部而反阴脉见者，为阴乘阳也。虽阴脉时浮滑而长，此谓阴中伏阳也。

重（chóng）阳者狂，重阴者癫。

脱阳者见鬼，脱阴者目盲。

《难经·二十一难》

曰：经言人形病，脉不病，曰生；脉病，形不病，曰死。何谓也？

然：人形病，脉不病，非有不病者也。

谓息数不应脉数也。

此大法。

《难经·二十二难》

曰：经言脉有是动，有所生病，一脉辄（zhé）变为二病者，何也？

然：经言是动者，气也；

所生病者，血也。

邪在气，气为是动；

邪在血，血为所生病。

气主呴（xǔ）之，血主濡之。

气留而不行者，为气先病也；

血壅（yōng）而不濡者，为血后病也。

故先为是动，后所生病也。

论经络

（二十三～二十九难）

《难经·二十三难》

曰：手足三阴三阳，脉之度数，可晓以不（fǒu，通"否"）？

然：手三阳之脉，从手至头，长五尺，五六合三丈。

手三阴之脉，从手至胸中，长三尺五寸，三六一丈八尺，五六三尺，合二丈一尺。

足三阳之脉，从足至头，长八尺，六八四丈八尺。

足三阴之脉，从足至胸，长六尺五寸，六六三丈六尺，五六三尺，合三丈九尺。

人两足跷（qiāo）脉，从足至目，长七尺五寸，二七一丈四尺，二五一尺，合一丈五尺。

督脉、任脉，各长四尺五寸，二四八尺，二五一尺，合九尺。

凡脉长一十六丈二尺，此所谓经脉长短之数也。

经脉十二，络脉十五，何始何穷也？

然：经脉者，行血气，通阴阳，以荣于身者也。

其始从中焦，注手太阴、阳明，阳明注足阳明、太阴，太阴注手少阴、太阳，太阳注足太阳、少阴，少阴注手心主少阳，少阳注足少阳、厥阴，厥阴复还（huán）注手太阴。

别络十五，皆因其原，如环无端，转相灌溉，朝（cháo）于寸口、人迎，以处百病，而决死生也。

经云明知终始，阴阳定矣，何谓也？

然：终始者，脉之纪也。

寸口、人迎，阴阳之气通于朝（cháo）使，如环无端，故曰始也。

终者，三阴三阳之脉绝，绝则死，死各有形，故曰终也。

《难经·二十四难》

曰：手足三阴三阳气已绝，何以为候？可知其吉凶不？

然：足少阴气绝，即骨枯。

少阴者，冬脉也，伏行而温于骨髓。

故骨髓不温，即肉不着（zhuó）骨；

骨肉不相亲，即肉濡而却；

肉濡而却，故齿长而枯，发无润泽；

无润泽者，骨先死。

戊日笃，己（jǐ）日死。

足太阴气绝，则脉不营其口唇。

口唇者，肌肉之本也。

脉不营，则肌肉不滑泽；

肌肉不滑泽，则人中满；

人中满，则唇反（fān，通"翻"）；

唇反，则肉先死。

甲日笃，乙日死。

足厥阴气绝，即筋缩引卵与舌卷。

厥阴者，肝脉也。

肝者，筋之合也。

筋者，聚于阴器而络于舌本。

故脉不营，则筋缩急；

筋缩急，即引卵与舌，故舌卷卵缩。

此筋先死。

庚日笃，辛日死。

手太阴气绝，即皮毛焦。

太阴者，肺也，行气温于皮毛者也。

气弗营，则皮毛焦；

皮毛焦，则津液去；

津液去，则皮节伤；

皮节伤，则皮枯毛折（shé）；

毛折者，则毛先死。

丙日笃，丁日死。

手少阴气绝，则脉不通；

脉不通，则血不流；

血不流，则色泽去，故面色黑如黧（lí），此血先死。

壬（rén）日笃，癸（guǐ）日死。

三阴气俱绝者，则目眩转、目瞑。

目瞑者，为失志；失志者，则志先死。

死，即目瞑也。

六阳气俱绝者，则阴与阳相离，阴阳相离，则腠理泄，绝汗乃出，大如贯珠，转出不流，即气先死。

旦占夕死，夕占旦死。

《难经·二十五难》

曰：有十二经，五脏六腑十一耳，其一经者，何等经也？

然：一经者，手少阴与心主别脉也。

心主与三焦为表里，俱有名而无形，故言经有十二也。

《难经·二十六难》

曰：经有十二，络有十五，余三络者，是何等络也？

然：有阳络，有阴络，有脾之大络。

阳络者，阳跷之络也。

阴络者，阴跷之络也。

故络有十五焉。

《难经·二十七难》

曰：脉有奇经八脉者，不拘于十二经，何也？

然：有阳维，有阴维，有阳跷，有阴跷，有冲，有督，有任，有带之脉。

凡此八脉者，皆不拘于经，故曰奇经八脉也。

经有十二，络有十五，凡二十七气，相随上下，何独不拘于经也？

然：圣人图设沟渠，通利水道，以备不虞。

天雨降下，沟渠溢满，当此之时，霶霈（pāng pèi）妄行，圣人不能复图也。

此络脉满溢，诸经不能复拘也。

《难经·二十八难》

曰：其奇经八脉者，既不拘于十二经，皆何起何继也？

然：督脉者，起于下极之俞（shù，通"腧"），并于脊里，上至风府，入属（zhǔ）于脑。

任脉者，起于中极之下，以上毛际，循腹里，上关元，至咽喉。

冲脉者，起于气冲，并足阳明之经，夹脐上行，至胸中而散也。

带脉者，起于季胁，回身一周。

阳跷脉者，起于跟中，循外踝上行，入风池。

阴跷脉者，亦起于跟中，循内踝上行，至咽喉，交贯冲脉。

阳维、阴维者，维络于身，溢蓄，不能环流灌溉诸经者也，故阳维起于诸阳会也，阴维起于诸阴交也。

比于圣人图设沟渠，沟渠满溢，流于深湖，故圣人不能拘通也。

而人脉隆盛，入于八脉，而不环周，故十二经亦不能拘之。

其受邪气，畜（xù，通"蓄"）则肿热，砭（biān）射之也。

《难经·二十九难》

曰：奇经之为病，何如？

然：阳维维于阳，阴维维于阴，阴阳不能自相维，则怅然失志，溶溶不能自收持。

阳维为病苦寒热，阴维为病苦心痛。

阴跷为病，阳缓而阴急；

阳跷为病，阴缓而阳急。

冲之为病，逆气而里急。

督之为病，脊强（jiāng，通"僵"）而厥。

任之为病，其内苦结，男子为七疝（shàn），妇子为瘕（jiǎ）聚。

带之为病，腹满，腰溶溶若坐水中。

此奇经八脉之为病也。

论脏腑

（三十～四十七难）

《难经·三十难》

曰：营气之行，常与卫气相随不？

然：经言人受气于谷，谷入于胃，乃传与五脏六腑。

五脏六腑皆受于气，其清者为营，浊者为卫，荣（通"营"）行脉中，卫行脉外，营周不息，五十而复大会。

阴阳相贯，如环之无端，故知营卫相随也。

《难经·三十一难》

曰：三焦者，何禀何生？何始何终？其治常在何许？可晓以不？

然：三焦者，水谷之道路，气之所终始也。

上焦者，在心下，下鬲（通"膈"），在胃上口，主内（nà，通"纳"）而不出，其治在膻（dàn）中（玉堂下一寸六分，直两乳间陷者是）。

中焦者，在胃中脘，不上不下，主腐熟水谷，其治在脐傍（páng，通"旁"）。

下焦者，当膀胱上口，主分别清浊，主出而不内，以传导也，其治在脐下一寸。

故名曰三焦，其府在气街。

《难经·三十二难》

曰：五脏俱等，而心、肺独在膈上者，何也？

然：心者血，肺者气。

血为荣，气为卫，相随上下，谓之荣卫。

通行经络，营周于外，故令心肺独在膈上也。

《难经·三十三难》

曰：肝青象木，肺白象金。

肝得水而沉，木得水而浮；

肺得水而浮，金得水而沉。

其意何也？

然：肝者，非为纯木也，乙角（jué）也，庚之柔。

大言阴与阳，小言夫与妇。

释其微阳，而吸其微阴之气，其意乐金，又行阴道多，故令肝得水而沉也。

肺者，非为纯金也，辛商也，丙之柔。

大言阴与阳，小言夫与妇。

释其微阴，婚而就火，其意乐火，又行阳道多，故令肺得水而浮也。

肺熟而复沉，肝熟而复浮者，何也？

故知辛当归庚，乙当归甲也。

《难经·三十四难》

曰：五脏各有声、色、臭、味、液，皆可晓知以不？

然:《十变》言：肝色青，其臭臊（sāo），其味酸，其声呼，其液泣。

心色赤，其臭焦，其味苦，其声言，其液汗。

脾色黄，其臭香，其味甘，其声歌，其液涎（xián）。

肺色白，其臭腥，其味辛，其声哭，其液涕。

肾色黑，其臭腐，其味咸，其声呻，其液唾。

是五脏声、色、臭、味、液也。

五脏有七神，各何所藏邪？

然：脏者，人之神气所舍（shè）藏也。

故肝藏魂，肺藏魄，心藏神，脾藏意与智，肾藏精与志也。

《难经·三十五难》

曰：五脏各有所腑皆相近，而心、肺独去大肠、小肠远者，何也？

然：经言心荣、肺卫通行阳气，故居在上；大肠、小肠传阴气而下，故居在下，所以相去而远也。

又诸腑者，皆阳也，清净之处。

今大肠、小肠、胃与膀胱，皆受不净，其意何也？

然：诸腑者谓是，非也。

经言小肠者，受盛（chéng）之腑也；

大肠者，传泻行（xíng）道之腑也；

胆者，清净之腑也；

胃者，水谷之腑也；

膀胱者，津液之腑也。

一腑犹无两名，故知非也。

小肠者，心之腑；

大肠者，肺之腑；

胆者，肝之腑；

胃者，脾之腑；

膀胱者，肾之腑。

小肠谓赤肠，大肠谓白肠，胆者谓青肠，胃者谓黄肠，膀胱者谓黑肠，下焦之所治也。

《难经·三十六难》

曰：脏各有一耳，肾独有两者，何也？

然：肾两者，非皆肾也，其左者为肾，右者为命门。

命门者，诸神精之所舍，原气之所系也；

男子以藏精，女子以系胞。

故知肾有一也。

《难经·三十七难》

曰：五脏之气，于何发起，通于何许，可晓以不？

然：五脏者，当上关于上七窍也。

故肺气通于鼻，鼻和则知香臭矣；

肝气通于目，目和则知黑白矣；

脾气通于口，口和则知谷味矣；

心气通于舌，舌和则知五味矣；

肾气通于耳，耳和则知五音矣。

五脏不和，则七窍不通；

六腑不和，则留结为痈。

邪在六腑，则阳脉不和；

阳脉不和，则气留之；

气留之，则阳脉盛矣。

邪在五脏，则阴脉不和；

阴脉不和，则血留之；

血留之，则阴脉盛矣。

阴气太盛，则阳气不得相营也，故曰关；

阳气太盛，则阴气不得相营也，故曰格；

阴阳俱盛，不得相营也，故曰关格。

关格者，不得尽其命而死矣。

经言气独行于五脏，不营于六腑者，何也？

然：夫气之所行也，如水之流，不得息也。

故阴脉营于五脏，阳脉营于六腑，如环无端，莫知其纪，终而复始，其不覆溢，人气内温于脏腑，外濡于腠理。

《难经·三十八难》

曰：脏唯有五，腑独有六者，何也？

然：所以腑有六者，谓三焦也。

有原气之别焉，主持诸气，有名而无形，其经属手少阳，此外腑也，故言腑有六焉。

《难经·三十九难》

曰：经言腑有五，脏有六者，何也？

然：六腑者，正有五腑也。

五脏亦有六脏者，谓肾有两脏也，其左为肾，右为命门。

命门者，谓精神之所舍也，男子以藏精，女子以系胞，其气与肾通，故言脏有六也。

腑有五者，何也？

然：五脏各一腑，三焦亦是一腑，然不属于五脏，故言腑有五焉。

《难经·四十难》

曰：经言肝主色，心主臭，脾主味，肺主声，肾主液。鼻者，肺之候，而反知香臭；耳者，肾之候，而反闻声，其意何也？

然：肺者，西方金也，金生于巳（sì），巳者南方火，火者心，心主臭，故令鼻知香臭。

肾者，北方水也，水生于申，申者西方金，金者肺，肺主声，故令耳闻声。

《难经·四十一难》

曰：肝独有两叶，以何应也？

然：肝者，东方木也。

木者，春也。

万物始生，其尚幼小，意无所亲，去太阴尚近，离太阳不远，犹有两心，故有两叶，亦应木叶也。

《难经·四十二难》

曰：人肠胃长短，受水谷多少，各几何？

然：胃，大一尺五寸，径五寸，长二尺六寸，横屈受水谷三斗五升，其中常留谷二斗，水一斗五升。

小肠，大二寸半，径八分分之少半，长三丈二尺，受谷二斗四升，水六升三合（gě，下同）、合之大半。

回肠，大四寸，径一寸半，长二丈一尺，受谷一斗，水七升半。

广肠，大八寸，径二寸半，长二尺八寸，受谷九升三合八分合之一。

故肠胃凡长五丈八尺四寸，合受水谷八斗七升六合八分合之一。

此肠胃长短，受水谷之数也。

肝，重四斤四两，左三叶，右四叶，凡七叶，主藏魂。

心，重十二两，中有七孔三毛，盛（chéng，下同）精汁三合，主藏神。

脾，重二斤三两，扁广三寸，长五寸，有散膏半斤，主裹血，温五脏，主藏意。

肺，重三斤三两，六叶两耳，凡八叶，主藏魄。

肾，有两枚，重一斤一两，主藏志。

胆在肝之短叶间，重三两三铢，盛精汁三合。

胃，重二斤二两，纡（yū）曲屈伸，长二尺六寸，大一尺五寸，径五寸，盛谷二斗，水一斗五升。

小肠，重二斤十四两，长三丈二尺，广二寸半，径八分分之少半，左回叠积十六曲，盛谷二斗四升，水六升三合、合之大半。

大肠，重二斤十二两，长二丈一尺，广四寸，径一寸，当脐右回十六曲，盛谷一斗，水七升半。

膀胱，重九两二铢，纵广九寸，盛溺（niào，通"尿"）九升九合。

口广二寸半，唇至齿长九分，齿以后至会厌，深三寸半，大容五合。

舌重十两，长七寸，广二寸半。

咽门重十两，广二寸半，至胃长一尺六寸。

喉咙重十二两，广二寸，长一尺二寸，九节。

肛门重十二两，大八寸，径二寸大半，长二尺八寸，受谷九升三合八分合之一。

《难经·四十三难》

曰：人不食饮，七日而死者，何也？

然：人胃中当留谷二斗，水一斗五升。

故平人日再至圊（qīng），一行二升半，一日中五升，七日五七三斗五升，而水谷尽矣。

故平人不食饮七日而死者，水谷津液俱尽，即死矣。

《难经·四十四难》

曰：七冲门何在？

然：唇为飞门，齿为户门，会厌为吸门，胃为贲（bēn）门，太仓下口为幽门，大肠小肠会为阑门，下极为魄门，故曰七冲门也。

《难经·四十五难》

曰：经言八会者，何也？

然：腑会太仓，脏会季胁，筋会阳陵泉，髓会绝骨，血会膈俞，骨会大杼（zhù），脉会太渊，气会三焦外一筋直两乳内也。

热病在内者，取其会之气穴也。

《难经·四十六难》

曰：老人卧而不寐（mèi），少壮寐而不寤（wù）者，何也？

然：经言少壮者，血气盛，肌肉滑，气道通，营卫之行不失于常，故昼日精，夜不寤也。

老人血气衰，肌肉不滑，营卫之道涩，故昼日不能精，夜不得寐也。

故知老人不得寐也。

《难经·四十七难》

曰：人面独能耐寒者，何也？

然：人头者，诸阳之会也。

诸阴脉皆至颈、胸中而还，独诸阳脉皆上至头耳，故令面耐寒也。

论 病

（四十八～六十一难）

《难经·四十八难》

曰：人有三虚三实，何谓也？

然：有脉之虚实，有病之虚实，有诊之虚实也。

脉之虚实者，濡者为虚，紧牢者为实。

病之虚实者，出者为虚，入者为实；

言者为虚，不言者为实；

缓者为虚，急者为实。

诊之虚实者，濡者为虚，牢者为实；

痒者为虚，痛者为实；

外痛内快，为外实内虚；

内痛外快，为内实外虚。

故曰虚实也。

《难经·四十九难》

曰：有正经自病，有五邪所伤，何以别之？

然：经言忧愁思虑则伤心；形寒饮冷则伤肺；恚（huì）怒气逆，上而不下则伤肝；饮食劳倦则伤脾；久坐湿地，强（qiǎng）力入水则伤肾。

是正经之自病也。

何谓五邪？

然：有中（zhòng）风，有伤暑，有饮食劳倦，有伤寒，有中湿，此之谓五邪。

假令心病，何以知中风得之？

然：其色当赤。

何以言之？

肝主色，自入为青，入心为赤，入脾为黄，入肺为白，入肾为黑。

肝为心邪，故知当赤色。

其病身热，胁下满痛，其脉浮大而弦。

何以知伤暑得之？

然：当恶（wù）焦臭。

何以言之？

心主臭，自入为焦臭，入脾为香臭，入肝为臊臭，入肾为腐臭，入肺为腥臭。

故知心病，伤暑得之，当恶焦臭。

其病身热而烦，心痛，其脉浮大而散。

何以知饮食劳倦得之？

然：当喜苦味也。

何以言之？

脾主味，入肝为酸，入心为苦，入肺为辛，入肾为咸，自入为甘。

故知脾邪入心，为喜苦味也。

其病身热而体重嗜卧，四肢不收，其脉浮大而缓。

何以知伤寒得之？

然：当谵言妄语。

何以言之？

肺主声，入肝为呼，入心为言，入脾为歌，入肾为呻，自入为哭。

故知肺邪入心，为谵言妄语也。

其病身热，洒洒（xiǎn xiǎn）恶寒，甚则喘咳，其脉浮大而涩。

何以知中湿得之？

然：当喜汗出不可止。

何以言之？

肾主液，入肝为泣，入心为汗，入脾为涎，入肺为涕，自

《难经》大字诵读版

入为唾。

故知肾邪入心，为汗出不可止也。

其病身热而小腹痛，足胫寒而逆，其脉沉濡而大。

此五邪之法也。

76

《难经·五十难》

曰：病有虚邪，有实邪，有贼邪，有微邪，有正邪，何以别之？

然：从后来者为虚邪，从前来者为实邪，从所不胜来者为贼邪，从所胜来者为微邪，自病者为正邪。

何以言之？

假令心病，中风得之为虚邪，伤暑得之为正邪，饮食劳倦得之为实邪，伤寒得之为微邪，中湿得之为贼邪。

《难经·五十一难》

曰：病有欲得温者，有欲得寒者；有欲得见人者，有不欲得见人者，而各不同，病在何脏腑也？

然：病欲得寒，而欲见人者，病在腑也；

病欲得温，而不欲见人者，病在脏也。

何以言之？

腑者阳也，阳病欲得寒，又欲见人；

脏者阴也，阴病欲得温，又欲闭户独处，恶闻人声。

故以别知脏腑之病也。

《难经·五十二难》

曰：腑脏发病，根本等不？

然：不等也。

其不等奈何？

然：脏病者，止而不移，其病不离其处。

腑病者，仿佛贲（bēn）响，上下行流，居处无常。

故以此知脏腑根本不同也。

《难经·五十三难》

曰：经言七传者死，间（jiàn）脏者生。何谓也？

然：七传者，传其所胜也。

间脏者，传其子也。

何以言之？

假令心病传肺，肺传肝，肝传脾，脾传肾，肾传心，一脏不再伤，故言七传者死也。

间脏者，传其所生也。

假令心病传脾，脾传肺，肺传肾，肾传肝，肝传心，是母子相传，竟而复始，如环无端，故曰生也。

《难经·五十四难》

曰：脏病难治，腑病易治，何谓也？

然：脏病所以难治者，传其所胜也；

腑病易治者，传其子也。

与七传、间脏同法也。

《难经·五十五难》

曰：病有积有聚，何以别之？

然：积者，阴气也；聚者，阳气也。

故阴沉而伏，阳浮而动。

气之所积名曰积；气之所聚名曰聚。

故积者，五脏所生；聚者，六腑所成也。

积者，阴气也，其始发有常处，其痛不离其部，上下有所终始，左右有所穷处。

聚者，阳气也，其始发无根本，上下无所留止，其痛无常处，谓之聚。

故以是别知积聚也。

《难经·五十六难》

曰：五脏之积，各有名乎？以何月何日得之？

然：肝之积，名曰肥气，在左胁下，如覆杯，有头足。

久不愈，令人发咳逆，痎疟（jiē nüè），连岁不已。

以季夏戊己（wù jǐ）日得之。

何以言之？

肺病传于肝，肝当传脾，脾季夏适王，王者不受邪，肝复欲还肺，肺不肯受，故留结为积。

故知肥气以季夏戊己日得之。

心之积，名曰伏梁，起脐上，大如臂，上至心下。

久不愈，令人病烦心。以秋庚辛日得之。

何以言之？

肾病传心，心当传肺，肺以秋适王，王者不受邪，心复欲还肾，肾不肯受，故留结为积。

故知伏梁以秋庚辛日得之。

脾之积，名曰痞（pǐ）气，在胃脘，覆大如盘。久不愈，令人四肢不收，发黄疸，饮食不为肌肤。以冬壬癸日得之。

何以言之？

肝病传脾，脾当传肾，肾以冬适王，王者不受邪，脾复欲还肝，肝不肯受，故留结为积。

故知痞气以冬壬癸日得之。

肺之积，名曰息贲，在右胁下，覆大如杯。

久不已，令人洒淅（xiǎn xī）寒热，喘咳，发肺壅（yōng）。

以春甲乙日得之。

何以言之？

心病传肺，肺当传肝，肝以春适王，王者不受邪，肺复欲还心，心不肯受，故留结为积。

故知息贲以春甲乙日得之。

肾之积，名曰贲豚（bēn tún），发于少腹，上至心下，若豚状，或上或下无时。

久不已，令人喘逆，骨痿少气。以夏丙丁日得之。

何以言之？

脾病传肾，肾当传心，心以夏适王，王者不受邪，肾复欲还脾，脾不肯受，故留结为积。

故知贲豚以夏丙丁日得之。

此五积之要法也。

《难经·五十七难》

曰：泄凡有几？皆有名不？

然：泄凡有五，其名不同。

有胃泄，有脾泄，有大肠泄，有小肠泄，有大瘕（jiǎ，下同）泄，名曰后重。

胃泄者，饮食不化，色黄。

脾泄者，腹胀满，泄注，食即呕吐逆。

大肠泄者，食已窘迫，大便色白，肠鸣切（qiè）痛。

小肠泄者，溲而便脓血，少腹痛。

大瘕泄者，里急后重，数至圊（qīng）而不能便，茎（jīng）中痛。

此五泄之要法也。

《难经·五十八难》

曰：伤寒有几？其脉有变不？

然：伤寒有五，有中风，有伤寒，有湿温，有热病，有温病，其所苦各不同。

中风之脉，阳浮而滑，阴濡而弱。

湿温之脉，阳濡而弱，阴小而急。

伤寒之脉，阴阳俱盛而紧涩。

热病之脉，阴阳俱浮，浮之而滑，沉之散涩。

温病之脉，行在诸经，不知何经之动也，各随其经所在而取之。

伤寒有汗出而愈，下之而死者；有汗出而死，下之而愈者，何也？

然：阳虚阴盛，汗出而愈，下之即死。

阳盛阴虚，汗出而死，下之而愈。

寒热之病，候（hòu）之如何也？

然：皮寒热者，皮不可近席，毛发焦，鼻槁（gǎo），不得汗。

肌寒热者，皮肤痛，唇舌槁，无汗。

骨寒热者，病无所安，汗注不休，齿本槁痛。

《难经·五十九难》

曰：狂癫之病，何以别之？

然：狂疾之始发，少卧而不饥，自高贤也，自辨智也，自贵倨（jù）也，妄笑，好歌乐，妄行不休是也；癫疾始发，意不乐，僵仆直视。

其脉三部阴阳俱盛是也。

《难经·六十难》

曰：头、心之病，有厥痛，有真痛，何谓也？

然：手三阳之脉，受风寒，伏留而不去者，则名厥头痛；

入连在脑者，名真头痛。

其五脏气相干，名厥心痛；

其痛甚，但在心，手足青（qìng，通"清"）者，即名真心痛。

其真心痛者，旦发夕死，夕发旦死。

《难经·六十一难》

曰：经言望而知之谓之神，闻而知之谓之圣，问而知之谓之工，切脉而知之谓之巧。何谓也？

然：望而知之者，望见其五色，以知其病。

闻而知之者，闻其五音，以别其病。

问而知之者，问其所欲五味，以知其病所起所在也。

切（qiè）脉而知之者，诊其寸口，视其虚实，以知其病，病在何脏腑也。

经言以外知之曰圣，以内知之曰神，此之谓也。

论腧穴

（六十二～六十八难）

《难经·六十二难》

曰：脏井荥有五，腑独有六者，何谓也？

然：腑者，阳也，三焦行于诸阳，故置一俞，名曰原。

腑有六者，亦与三焦共一气也。

《难经·六十三难》

曰：《十变》言，五脏六腑荥合，皆以井为始者，何也？

然：井者，东方春也，万物之始生。

诸蚑行喘息，蜎（yuān）飞蠕动，当生之物，莫不以春生。

故岁数始于春，日数始于甲，故以井为始也。

《难经·六十四难》

曰：《十变》又言：阴井木，阳井金；阴荥火，阳荥水；阴俞（通"输"）土，阳俞木；阴经金，阳经火；阴合水，阳合土。阴阳皆不同，其意何也？

然：是刚柔之事也。

阴井乙木，阳井庚金。

阳井庚，庚者，乙之刚也；

阴井乙，乙者，庚之柔也。

乙为木，故言阴井木也；

庚为金，故言阳井金也。

余皆仿此。

《难经·六十五难》

曰：经言"所出为井，所入为合"，其法奈何？

然：所出为井，井者，东方春也，万物之始生，故言所出为井也。

所入为合，合者，北方冬也，阳气入藏，故言所入为合也。

《难经·六十六难》

曰：经言肺之原，出于太渊；

心之原，出于大陵；

肝之原，出于太冲；

脾之原，出于太白；

肾之原，出于太溪；

少阴之原，出于兑骨；

胆之原，出于丘墟；

胃之原，出于冲阳；

三焦之原，出于阳池；

膀胱之原，出于京骨；

大肠之原，出于合谷；

小肠之原，出于腕骨。

十二经皆以俞（通"输"）为原者，何也？

然：五脏俞者，三焦之所行，气之所留止也。

三焦所行之俞为原者，何也？

然：脐下肾间动气者，人之生命也，十二经之根本也，故
名曰原。

三焦者，原气之别使也，主通行三气，经历于五脏六腑。

原者，三焦之尊号也，故所止辄为原。

五脏六腑之有病者，皆取其原也。

《难经·六十七难》

曰：五脏募皆在阴，而俞在阳者，何谓也？

然：阴病行阳，阳病行阴。

故令募在阴，俞在阳。

《难经·六十八难》

曰：五脏六腑，皆有井、荥、俞、经、合，皆何所主？

然：经言所出为井，所流为荥，所注为俞，所行为经，所入为合。

井主心下满，荥主身热，俞主体重节痛，经主喘咳寒热，合主逆气而泄。

此五脏六腑井、荥、俞、经、合所主病也。

论针法

（六十九～八十一难）

《难经·六十九难》

曰：经言虚者补之，实者泻之，不实不虚，以经取之，何谓也？

然：虚者补其母，实者泻其子，当先补之，然后泻之。

不实不虚，以经取之者，是正经自生病，不中他邪也，当自取其经，故言以经取之。

《难经·七十难》

曰：经言春夏刺浅，秋冬刺深者，何谓也？

然：春夏者，阳气在上，人气亦在上，故当浅取之；

秋冬者，阳气在下，人气亦在下，故当深取之。

春夏必致一阴，秋冬必致一阳者，何谓也？

然：春夏温，必致一阴者，初下针，沉之至肾肝之部，得气，引持之阴也。

秋冬寒，必致一阳者，初内针，浅而浮之至心肺之部，得气，推内之阳也。

是谓春夏必致一阴，秋冬必致一阳。

《难经·七十一难》

曰：经言刺荣无伤卫，刺卫无伤荣，何谓也？

然：针阳者，卧针而刺之；

刺阴者，先以左手摄按所针荣俞之处，气散乃内针。

是谓刺荣无伤卫，刺卫无伤荣也。

《难经·七十二难》

曰：经言能知迎随之气，可令调之；调气之方，必在阴阳。何谓也？

然：所谓迎随者，知荣卫之流行，经脉之往来也。

随其逆顺而取之，故曰迎随。

调气之方，必在阴阳者，知其内外表里，随其阴阳而调之，故曰：调气之方，必在阴阳。

《难经·七十三难》

曰：诸井者，肌肉浅薄（báo），气少不足使也，刺之奈何？

然：诸井者，木也；荥者，火也。

火者，木之子，当刺井者，以荥泻之。

故经言补者不可以为泻，泻者不可以为补，此之谓也。

《难经·七十四难》

曰：经言春刺井，夏刺荥，季夏刺俞，秋刺经，冬刺合者，何谓也？

然：春刺井者，邪在肝；

夏刺荥者，邪在心；

季夏刺俞者，邪在脾；

秋刺经者，邪在肺；

冬刺合者，邪在肾。

其肝、心、脾、肺、肾，而系于春、夏、秋、冬者，何也？

然：五脏一病，辄有五也。

假令肝病，色青者肝也，臊臭者肝也，喜酸者肝也，喜呼者肝也，喜泣者肝也，其病众多，不可尽言也。

四时有数，而并系于春、夏、秋、冬者也。

针之要妙，在于秋毫者也。

《难经·七十五难》

曰：经言东方实，西方虚；泻南方，补北方，何谓也？

然：金、木、水、火、土，当更相平。

东方木也，西方金也。

木欲实，金当平之；

火欲实，水当平之；

土欲实，木当平之；

金欲实，火当平之；

水欲实，土当平之。

东方肝也，则知肝实；

西方肺也，则知肺虚。

泻南方火，补北方水。

南方火，火者，木之子也；

北方水，水者，木之母也。

水胜火，子能令母实，母能令子虚，故泻火补水，欲令金不得平木也。

经曰：不能治其虚，何问其余，此之谓也。

《难经·七十六难》

曰：何谓补泻？当补之时，何所取气？当泻之时，何所置气？

然：当补之时，从卫取气；

当泻之时，从荣置气。

其阳气不足，阴气有余，当先补其阳，而后泻其阴；

阴气不足，阳气有余，当先补其阴，而后泻其阳。

营卫通行，此其要也。

《难经·七十七难》

曰：经言上工治未病，中工治已病者，何谓也？

然：所谓治未病者，见肝之病，则知肝当传之与脾，故先实其脾气，无令得受肝之邪，故曰治未病焉。

中工者，见肝之病，不晓相传，但一心治肝，故曰治已病也。

《难经·七十八难》

曰：针有补泻，何谓也？

然：补泻之法，非必呼吸出内针也。

知为针者，信其左；不知为针者，信其右。

当刺之时，先以左手厌（yà，通"压"）按所针荥、俞之处，弹而努之，爪而下之，其气之来，如动脉之状，顺针而刺之。

得气，因推而内之，是谓补；

动而伸之，是谓泻。

不得气，乃与，男外女内。

不得气，是谓十死不治也。

《难经·七十九难》

曰：经言迎而夺之，安得无虚？随而济之，安得无实？虚之与实，若得若失；实之与虚，若有若无，何谓也？

然：迎而夺之者，泻其子也；

随而济之者，补其母也。

假令心病，泻手心主俞，是谓迎而夺之者也；

补手心主井，是谓随而济之者也。

所谓实之与虚者，牢濡之意也。

气来实牢者为得，濡虚者为失，故曰若得若失也。

《难经·八十难》

曰：经言有见如入，有见如出者，何谓也？

然：所谓有见如入，有见如出者，谓左手见气来至，乃内针，针入，见气尽，乃出针。

是谓有见如入，有见如出也。

《难经·八十一难》

曰：经言无实实虚虚，损不足而益有余，是寸口脉耶？将病自有虚实耶？其损益奈何？

然：是病，非谓寸口脉也，谓病自有虚实也。

假令肝实而肺虚，肝者木也，肺者金也，金木当更相平，当知金平木。

假令肺实而肝虚，微少气，用针不补其肝，而反重实其肺，故曰实实虚虚，损不足而益有余。

此者，中工之所害也。